BEI GRIN MACHT SICH IHR WISSEN BEZAHLT

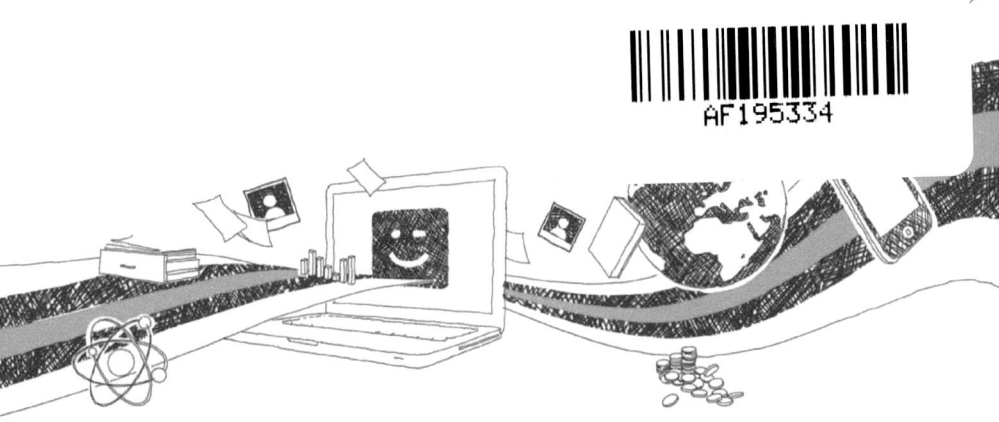

- Wir veröffentlichen Ihre Hausarbeit, Bachelor- und Masterarbeit
- Ihr eigenes eBook und Buch - weltweit in allen wichtigen Shops
- Verdienen Sie an jedem Verkauf

Jetzt bei www.GRIN.com hochladen und kostenlos publizieren

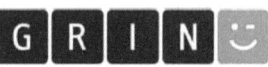

Lars Rosenbaum

Betriebliches Gesundheitsmanagement. Präventionsmaßnahmen gegen einen möglich bevorstehenden Fachkräftemangel

GRIN Verlag

Bibliografische Information der Deutschen Nationalbibliothek:

Die Deutsche Bibliothek verzeichnet diese Publikation in der Deutschen Nationalbibliografie; detaillierte bibliografische Daten sind im Internet über http://dnb.d-nb.de/ abrufbar.

Dieses Werk sowie alle darin enthaltenen einzelnen Beiträge und Abbildungen sind urheberrechtlich geschützt. Jede Verwertung, die nicht ausdrücklich vom Urheberrechtsschutz zugelassen ist, bedarf der vorherigen Zustimmung des Verlages. Das gilt insbesondere für Vervielfältigungen, Bearbeitungen, Übersetzungen, Mikroverfilmungen, Auswertungen durch Datenbanken und für die Einspeicherung und Verarbeitung in elektronische Systeme. Alle Rechte, auch die des auszugsweisen Nachdrucks, der fotomechanischen Wiedergabe (einschließlich Mikrokopie) sowie der Auswertung durch Datenbanken oder ähnliche Einrichtungen, vorbehalten.

Impressum:

Copyright © 2012 GRIN Verlag GmbH
Druck und Bindung: Books on Demand GmbH, Norderstedt Germany
ISBN: 978-3-656-49455-3

Dieses Buch bei GRIN:

http://www.grin.com/de/e-book/232688/betriebliches-gesundheitsmanagement-praeventionsmassnahmen-gegen-einen

GRIN - Your knowledge has value

Der GRIN Verlag publiziert seit 1998 wissenschaftliche Arbeiten von Studenten, Hochschullehrern und anderen Akademikern als eBook und gedrucktes Buch. Die Verlagswebsite www.grin.com ist die ideale Plattform zur Veröffentlichung von Hausarbeiten, Abschlussarbeiten, wissenschaftlichen Aufsätzen, Dissertationen und Fachbüchern.

Besuchen Sie uns im Internet:

http://www.grin.com/

http://www.facebook.com/grincom

http://www.twitter.com/grin_com

SFB 4/B

Helmut-Schmidt-Universität

Universität der Bundeswehr Hamburg

Betriebliches Gesundheitsmanagement – Präventionsmaßnahmen gegen einen möglich bevorstehenden Fachkräftemangel

Hausarbeit

Veranstaltungsnummer: GS 8003

Veranstaltungstitel: Arbeits-, Gesellschafts- und Subjektentwicklung: Fachkräfte und Fachkräftemangel – im Spannungsfeld betrieblicher Weiterbildung

eingereicht von

Lars Rosenbaum

Abgabe: 03.05.2012

Inhaltsverzeichnis

1 Einleitung 2

2 Fachkräftemangel: Mythos oder Realität? – Eine Bestandsaufnahme 3

    2.1 Definition Fachkraft 4

    2.2 Definition Fachkräftemangel 4

    2.3 Diskussion um den „angeblichen" Mangel an Fachkräften 6

    2.4 Mögliche Indikatoren für die Analyse der Fachkräftesituation 8

3 Strategien gegen den bevorstehenden Fachkräftemangel 9

    3.1 Betriebliches Gesundheitsmanagement – Grundlagen und Begriffe 10

    3.2 Warum Betriebliches Gesundheitsmanagement? 12

    3.3 Voraussetzungen zur Praxis eines Betrieblichen Gesundheitsmanagements 13

    3.4 Praxisbeispiel „PAREGMA" 14

4 Fazit 16

Literaturverzeichnis 18

1 Einleitung

„Wer pflegt uns in Zukunft? Fachkräftemangel beim Pflegepersonal bereits jetzt absehbar".[1]

Solche Schlagzeilen sind keine Eintagsfliegen, denn immer wieder beherrscht das Thema um den Fachkräftemangel die Politik und die Medien. Seit geraumer Zeit ist der angebliche Fachkräftemangel zum Dauerbrenner geworden und wird häufig in Verbindung mit den Folgen des demografischen Wandels verwendet. Ob nun wirklich ein Fachkräftemangel vorherrscht ist fragwürdig. Die Vielzahl der Meinungen zu der Thematik ist undurchsichtig. Dennoch lässt sich bereits hier festhalten, dass es Akteure gibt, die durch die Propagierung des Fachkräftemangels profitieren und andere gegenteilige Folgen verspüren. Bei der Analyse eines möglichen bereits bestehenden Fachkräftemangels muss genau darauf geachtet werden, welche Begrifflichkeiten verwendet werden und wie Statistiken zu lesen sind. Von dem Fachkräftemangel kann nicht gesprochen werden, aber es gibt Indizien dafür, dass manche Branchen durchaus Schwierigkeiten haben quantitativ wie qualitativ entsprechende Mitarbeiter zu finden. Dies hat diverse Gründe, die im Laufe dieser Arbeit thematisiert werden. Fakt ist, dass der demografische Wandel kommen und das Land Deutschland verändern wird und einen Fachkräftemangel vorantreibt. Betriebe sind demzufolge verstärkt darauf angewiesen die Beschäftigungsfähigkeit ihres Personals zu fördern. Das Wohlbefinden und die Gesundheit der Mitarbeiter sind zur Aufrechterhaltung und zum Aufbau der Beschäftigungsfähigkeit und damit der Beibehaltung der Wettbewerbsfähigkeit unabdingbar. Zukünftig wird die Wettbewerbsfähigkeit und somit der Erfolg von Unternehmen davon abhängen, wie mit knappen Personalressourcen bei allgemeinen Alterungsprozessen umgegangen wird. An dieser Stelle tritt das Betriebliche Gesundheitsmanagement in den Vordergrund, dass sich unter anderem diesem Thema widmet (vgl. Hardes/Holzträger 2009, S. 5 ff.).

Die zentrale Fragestellung, die dieser Hausarbeit zugrunde liegt, lautet wie folgt: *„Was kann ein betriebliches Gesundheitsmanagement dazu beitragen, um dem*

---

[1] Vgl. http://www.bibb.de/de/56492.htm zuletzt abgerufen am 29.03.2012.

möglicherweise bevorstehenden Fachkräftemangel entgegenzuwirken?". Dazu beschäftigt sich Kapitel 2 um das Thema Fachkräftemangel. Die ersten beiden Unterkapitel dienen der Begriffsklärung und verfolgen das Ziel zentrale Termini vorzustellen. In Unterkapitel 2.3 erfolgt eine Diskussion darüber, ob es nun wirklich den Fachkräftemangel gibt oder ob dieser, wenn überhaupt, nur partiell in bestimmten Branchen vorhanden ist. Hierbei werden verschiedene aktuelle Zeitungsartikel herangezogen und miteinander verglichen. Abgeschlossen wird Kapitel 2 mit möglichen Indikatoren um einen Fachkräftemangel festzumachen bzw. zu identifizieren. Im dritten Kapitel wird eine Strategie gegen den möglicherweise bevorstehenden Fachkräftemangel genauer betrachtet, das Betriebliche Gesundheitsmanagement. Damit überhaupt klar wird, was unter diesem Konstrukt zu verstehen ist, werden in Unterkapitel 3.1 Grundlagen gelegt und zentrale Begriffe geklärt. Im darauf folgenden Unterkapitel wird der Frage nach der Notwendigkeit einer solchen Interventionsstrategie gegen den Fachkräftemangel nachgegangen. Danach wird in Unterkapitel 3.3 kurz aufgezeigt welche Voraussetzungen geklärt sein müssen, um überhaupt ein Betriebliches Gesundheitsmanagement zu praktizieren. Wie die Praxis aussehen kann, wird beispielhaft am Projekt PAREGMA dargestellt. Zentrale Aspekte so wie die Vorgehensweise der Projektgruppe werden vorgestellt und sollen einen Einblick über die mögliche Gestaltung eines Betrieblichen Gesundheitsmanagements geben. Abschließend wird in Kapitel 4 ein Fazit gezogen, in welchem elementare Punkte dieser Arbeit zusammengefasst werden, um die eingangs formulierte Fragestellung zu beantworten.

2 Fachkräftemangel: Mythos oder Realität? – Eine Bestandsaufnahme

Da die Termini Fachkräfte und Fachkräftemangel zentral für das Verständnis dieser Hausarbeit und zur Bearbeitung der eingangs gestellten Frage sind, werden in diesem Teil der Arbeit die Begriffe näher beleuchtet. Darauf folgt eine Diskussion um den Fachkräftemangel und mögliche Indikatoren zur Feststellung dessen werden vorgestellt.

2.1 Definition Fachkraft

Einleitend folgt eine Definition des Instituts für Arbeitsmarkt- und Berufsforschung, die Fachkräfte als *„Arbeitskräfte für qualifizierte Tätigkeiten, die über eine abgeschlossene Lehre oder vergleichbare Berufsausbildung bzw. über einen Hochschul- oder Fachhochschulabschluss verfügen"* bezeichnen (Zitiert nach Bieräugel/Schmidt in Thiele 2009, S. 6). Mit einer vergleichbaren Berufsausbildung sind Abschlüsse als Fachwirt, Techniker oder Meister gemeint (vgl. Buckesfeld 2010, S. 8). Dieses Zitat verdeutlicht, das von einer Fachkraft erst dann gesprochen werden kann, wenn diese über eine entsprechende Qualifikation verfügt, wie z.B. den Gesellenbrief. Weiterhin sind Akademiker, mit dem Abschluss eines Studiums ebenso als Fachkräfte anzusehen. Auch wenn diese oftmals als „High Potentials" bezeichnet werden, können sie in gleichem Maße wie ein Geselle unter dem Begriff Fachkraft subsumiert werden (vgl. Schmitz 2006, S. 14 ff.). Müller definiert Fachkräfte ebenso, weist jedoch zusätzlich darauf hin, dass Unternehmen langjährige und damit erfahrene Mitarbeiter auch als Fachkraft bezeichnen, selbst wenn diese den formalen Voraussetzungen (z.b. Meisterbrief) nicht entsprechen (vgl. Müller 2011, S. 19). Im Zuge der Hausarbeit werden aber nur solche Personen als Fachkräfte verstanden, die dem oben aufgeführten Zitat entsprechen.

2.2 Definition Fachkräftemangel

In der Einleitung bereits angeklungen, soll im folgenden Unterkapitel kurz aufgezeigt werden, ob es momentan überhaupt einen Fachkräftemangel gibt.

Seit einigen Jahren nimmt das Thema um den vermeintlichen Fachkräftemangel in allen Medien einen beträchtlichen Stellenwert ein und kann als sogenannter Dauerbrenner tituliert werden. Artikelüberschriften wie „Der Fachkräftemangel kostet Deutschland jährlich 30 Milliarden Euro – stimmt's?" (vgl. Möller 2011) oder „Fachkräftemangel gefährdet IT-Standort Deutschland" (vgl. Dpa 2012) finden sich immer wieder und propagieren einen bereits vorhandenen Fachkräftemangel. Um den Fragen nachzugehen, ob es zurzeit tatsächlich einen Fachkräftemangel gibt und welchen Wahrheitsgehalt solche Schlagzeilen haben, folgt dem Vergleich diverser Aussagen zum angeblichen Fachkräftemangel vorab eine Definition dessen *„Der Begriff ‚Fachkräftemangel' bezeichnet eine Situation, in der der Bedarf nach Arbeitskräften mit gehobenen*

Qualifikationsniveau – in einer bestimmten Branche oder gar branchenübergreifend – mangels eines entsprechenden Angebots nicht gedeckt werden kann" (zitiert nach Richter/Weiß in Schmidt/Gleich/Richter 2009, S. 64). Kurzum bedeutet dies, Fachkräftemangel ist dann, wenn es über einen längeren Zeitraum zu wenige Bewerber gibt und/oder die Qualifikationsansprüche der Unternehmen durch potenzielle Mitarbeiter nicht erfüllt werden. Weiterhin stellt der Fachkräftemangel zum einen ein qualitatives (Qualität der Schulabgänger bzw. Bewerber nicht ausreichend) und zum anderen ein quantitatives (Anzahl der Bewerber ist rückläufig bzw. zu niedrig) Missverhältnis zwischen Angebot und Nachfrage dar. Dieses Missverhältnis wird auch als „mismatch" bezeichnet (vgl. Richter/Weiß 2009, S. 64). Das Institut für Technik und Bildung hat überdies drei weitere Punkte bezüglich der Problematik des Fachkräftemangels aufgestellt. Neben den beiden oben genannten Aspekten ist die Rekrutierung von Fachkräften auch ein Problem, da traditionelle Stellenausschreibungen nicht mehr ausreichen. Nicht nur große, sondern auch kleine Unternehmen müssen jetzt und in Zukunft ihre Maßnahmen zur Gewinnung von Fachkräften z.B. über E-Recruiting oder Headhunting erweitern. Einen weiteren Punkt der Problematik stellt die Mitarbeiterbindung dar. Die Erwerbsbiographien von Individuen sind zunehmend nicht linear was mitunter daran liegt, dass Unternehmen es verpassen ihre Mitarbeiter, respektive Fachkräfte, langfristig an sich zu binden und somit ein Bedarf oder sogar ein Mangel an qualifizierten Fachkräften entstehen kann. Als fünfter und abschließender Aspekt ist das Nachwuchsmanagement zu nennen. Häufig sind Initiativen, die bereits in der Schulzeit ansetzen, nicht anzutreffen, auch wenn diese immer stärker praktiziert werden.[2] Die Termini Fachkraft und Fachkräftemangel wurden als wesentliche Begriffe dieser Hausarbeit definiert, was essentiell für die Diskussion um den vermeintlichen Fachkräftemangel ist, die nun weiter unten erfolgt.

---

[2]Vgl. http://www.nabibb.de/uploads/tx_ttproducts/datasheet/projektinfoblatt_2009_shortage_of_skilled_worker s.pdf zuletzt abgerufen am 29.03.2012.

2.3 Diskussion um den „angeblichen" Mangel an Fachkräften

Oftmals wird der Begriff Fachkräftemangel allgemein verwendet und es wird davon gesprochen, dass ein bzw. der Fachkräftemangel existiert. Diese Überzeugung oder Aussage kann aber widerlegt werden, denn unter anderem hat das Bundesinstitut für Berufsbildung (Abk.: BiBB) entgegnet, dass kein allgemeiner Fachkräftemangel besteht. Allerdings räumt das Institut ein, dass in einzelnen Regionen und Branchen durchaus ein Mangel an Fachkräften besteht.[3] Hauptsächlich sind die Medienberichte geprägt von einem Mangel an Fachkräften im MINT-Bereich[4]. Weiterhin beklagt sich insbesondere der Verein Deutscher Ingenieure (Abk.: VDI) stetig über einen bereits bestehenden Fachkräftemangel, der sich in den Folgejahren weiter zuspitzen werde (vgl. DIW 2012, S. 1). Weitere Indizien, die für einen Fachkräftemangel sprechen, sind einer Studie des Deutschen Instituts für Wirtschaft mit Sitz in Köln, zu entnehmen. Hierzu wurden 351 unterschiedlich große Unternehmen mit einer technischen Orientierung befragt. Bereits im Erhebungsjahr (2008) nahmen ein Drittel aller Unternehmen einen Fachkräftemangel wahr. Besonders ist dieser Trend bei kleinen Unternehmen[5] (1-49 Mitarbeiter) und noch stärker bei mittleren Unternehmen (50-499 Mitarbeiter) ausgeprägt. Hierbei ist zu beachten, dass Unternehmen möglicherweise zur Übertreibung neigen oder nicht der Realität entsprechende Angaben tätigen (vgl. Richter/Weiß 2009, S. 68).

Dem angeblich vorherrschenden Fachkräftemangel steht der Arbeitsmarktexperte Karl Brenke des Deutschen Instituts für Wirtschaftsforschung vehement gegenüber. Brenke kritisiert die Erklärung des VDI, die voraussagt, dass aufgrund des hohen Durchschnittsalters der in Deutschland tätigen Ingenieuren (50 – 51 Jahre) ein beachtlicher Ersatzbedarf (40.000 Stellen pro Jahr müssen neu besetzt werden) aufkommen werde. Nach Hinzuziehung des Mikrozensus und weiterer Daten des Statistischen Bundesamtes hält Brenke fest, dass das Durchschnittsalter von Ingenieuren im Jahre 2008 43,3 Jahren beträgt. Acht Jahre zuvor betrug es 42,3 Jahre, weswegen der Anstieg von einem Jahr als weniger dramatisch empfunden werden kann. Die Unterschiede im durchschnittlichen Alter zwischen Ingenieuren mit und ohne

---
[3] Vgl. http://www.bibb.de/de/56363.htm#jump2 zuletzt abgerufen am 29.03.2012.
[4] MINT bedeutet Mathematiker, Informatiker, Naturwissenschaftler, Techniker.
[5] Dies kann diverse Gründe haben, wie z.B. das sich kleine Unternehmen keine umfassende Rekrutierungs- oder Nachwuchskräftegewinnungsmaßnahmen leisten können.

Hochschulausbildung unterscheiden sich nur marginal. Dementsprechend sind die Aussagen der VDI höchst diskutabel und in Frage zu stellen. Zumal momentan ein „Run" auf die Universitäten bei den ingenieurwissenschaftlichen Fächern stattfindet, rechnet Brenke nicht mit einem Fachkräftemangel[6] in dieser Branche (vgl. Brenke 2012, S. 3 ff.).

Im Kontrast zu Brenke äußern sich diverse Personalmanager, die der Studie widersprechen und eigene Einschätzungen abgeben. Zu Wort kommt beispielsweise Sitha Stübe, Personalleiterin bei Solarworld. Über 50 vakante Stellen waren im Dezember 2010 zu verzeichnen und dies nicht nur im IT Bereich, sondern sogar im Vertrieb. Dieser wahrgenommene Fachkräftemangel ist lediglich partiell. Zudem gilt es zu beachten, dass sich Unternehmen, die in der Branche der regenerativen Energien ansässig sind, stark expandieren und viele Studienabsolventen mit „neuen" Studienfächern benötigen, daher besteht vor allem ein quantitativer Mangel. Viele Branchen, die sich umorientieren oder in neue Bereiche expandieren, haben anfangs Schwierigkeiten passende Mitarbeiter zu finden.[7] Thomas Leibfried stellt bei Computacenter als Leiter Personalentwicklung und Recruiting auch Diskrepanzen zwischen der DIW Studie von Brenke und der tatsächlich empfundenen Situation fest (vgl. Personalführung 2011, S. 4 ff.). Viele Lehrstellen bleiben unbesetzt, sowohl aus quantitativen wie auch aus qualitativen Gründen, wodurch sich der Betrieb in einem Dilemma befindet, mit welchen Unternehmen bundesweit zu kämpfen haben „*Entweder müssen wir unsere Anforderungen senken oder weniger einstellen. Beides ist für uns keine zufriedenstellende Lösung*" (zitiert in Personalführung 2011, S. 5).

Ob es ihn nun tatsächlich gibt den Fachkräftemangel oder nicht, ist schwierig zu sagen. Die Experten sind sich uneins und viele Fragen ergeben sich bei der Betrachtung dieses Themas. Aber woraus ergeben sich die teilweise erheblichen Unterschiede von Brenke und anderen Vertreter des VDI, DIW, IAB, etc. Aufschluss darüber soll zumindest in Teilen im nächsten und abschließenden Unterkapitel gegeben werden.

---

[6] Brenkes Meinung wird unter anderem durch Bosbach und Korff bestärkt, die ebenfalls einen kurz- und mittelfristigen Mangel an Ingenieuren ausschließen. Dennoch verweisen sie darauf, dass Ärzte, Pflegekräfte und Elektromonteure kurzfristig mit einem Mangel rechnen können (vgl. Bosbach/Korff 2011).
[7] Vgl. http://www.bibb.de/de/56363.htm#jump17 zuletzt abgerufen am 29.03.2012.

2.4 Mögliche Indikatoren für die Analyse der Fachkräftesituation

Die Frankfurter Allgemeine Zeitung resümierte jüngst in der Diskussion um den Fachkräftemangel bei den Ingenieuren, dass die einen verharmlosen und die anderen übertreiben. Dieser Umstand ist mehreren Ursachen geschuldet. Durch solche Kampagnen versuchen die jeweiligen Akteure eigene Ziele zu verfolgen, wie z.b. Löhne niedrig zu halten oder sonstiges (vgl. Astheimer/Rossbach 2012, S. 1 ff.). Entscheidend bei der Analyse und bei Prognosen zum Fachkräftemangel sind die Indikatoren, welche herangezogen werden, um das tatsächliche bzw. zu erwartende Ausmaß zu bestimmen. Hieraus ergibt sich auch das größte Problem, denn die Bemessung eines solches Phänomens erweist sich in der Praxis als überaus diffizil. Ein standardisiertes oder gar einheitliches Vorgehen zur Evaluierung des Fachkräftemangels liegt bisher nicht vor.[8] Daher haben Richter und Weiß lediglich einige Indikatoren benannt mit welchen die Bemessung des Mangels möglich werden kann. Hierunter zählt z.b. die Lohnentwicklung, Emigration und Immigration, die Arbeitslosenquote und viele mehr. Bei den eben genannten Indikatoren handelt es sich teilweise um Ursachen, teilweise um Folgen der Angebots-Nachfrage-Situation (vgl. Richter/Weiß 2009, S. 65). Müller schlägt vor, um den zukünftigen Fachkräftebedarf, der sich unter gewissen Umständen bekannter weise zum Fachkräftemangel entwickeln kann, drei Bereiche zu untersuchen. Der erste zu nennende Bereich ist die konjunkturelle Entwicklung. Durch eine positive Konjunktur steigt die Wirtschaftsleistung und Unternehmen stellen vermehrt Personal ein, um der erhöhten Auftragslage gerecht zu werden. Dies hat in den von 2006 bis 2008 zu einem hohen Fachkräftebedarf und in manchen Wirtschaftszweigen sogar zu einem Fachkräftemangel geführt. Umgekehrt führt eine negative Konjunktur zu einer Reduktion des Bedarfs bzw. des Mangels. Zweiter zu beachtender Faktor ist die technologische Verbesserung. Dieser Bereich kann durchaus als zweischneidiges Schwert bezeichnet werden, da der technologische Fortschritt entweder dazu führt, dass weniger Personal gebraucht wird oder aufgrund des Technologievorsprungs mehr Fachkräfte gebraucht werden. Neben den beiden ersten Bereichen sind strukturelle Veränderungen maßgeblich bei der Beeinflussung des Fachkräftemangels beteiligt. Der angenommene Wandel hin zu einer neuen

---

[8] Je nach Branche und Region variieren die Indikatoren und müssen spezifisch auf den Einzelfall angewendet werden, wodurch es nicht leichter wird einen Mangel zu bestimmen (vgl. Richter/Weiß 2009, S. 65 f.).

Gesellschaftsform, wie der Wissens- und Informationsgesellschaft hat unter anderem zur Folge, dass erheblich mehr Fachkräfte im Informations- und Kommunikationsbereich benötigt werden (vgl. Müller 2011, S. 20 f.). Neben den drei Bereichen ist es unabdingbar den demografischen Wandel in Berechnungen und Analysen mit einzubeziehen. Laut BiBB ist die Bevölkerungsentwicklung eine der Hauptursachen für einen möglichen Fachkräftemangel.[9]

Nach Betrachtung der Diskussion und möglichen Indikatoren zum Fachkräftemangel lässt sich festhalten, dass nicht von einem allgemeinen Fachkräftemangel gesprochen werden kann. Allerdings gibt es durchaus Branchen, wie den Pflege- bzw. Gesundheitssektor, der mit hoher Wahrscheinlichkeit bereits einen Fachkräftemangel erlebt. Trotz alle dem muss die Glaubwürdigkeit von solchen Meldungen und Studien genauestens analysiert und ausgewertet werden, um nicht zu falschen Annahmen zu gelangen. Dementsprechend rundet das folgende Zitat dieses Kapitel passend ab *„Das Thema Fachkräftemangel bietet daher einen großen Interpretationsspielraum, der von unterschiedlichen Interessengruppen zum eigenen Vorteil genutzt werden kann"* (zitiert nach Richter/Weiß in Schmidt/Gleich/Richter 2009, S. 66).

3 Strategien gegen den bevorstehenden Fachkräftemangel

Wie bereits erwähnt, ist der Fachkräftemangel vor allem aufgrund der demografischen Entwicklung mittel- bis langfristig ein ernst zu nehmendes Thema. Um diversen Szenarien entgegenzuwirken, die einen Fachkräftemangel in diversen Branchen prognostizieren oder bereits postulieren, gibt es verschiedene Strategien, welche verwendet werden können.

Eine der am häufigsten angewandten Strategien, um mehr Fachkräfte zu generieren, ist die Aus- und Weiterbildung. Eine mögliche Option stellt die Weiterbildung von dem Personenkreis dar, der als arbeitslos gemeldet ist und unterhalb des Fachkräfteniveaus liegt. Durch gezielte Qualifikation und Weiterbildung kann so der Bedarf der Unternehmen gedeckt werden und die Zahl der Arbeitslosen sinkt, was als Win-Win-

---

[9] Vgl. http://www.bibb.de/de/56363.htm#jump2 zuletzt abgerufen am 29.03.2012.

Situation bezeichnet werden kann. Allerdings ist die Frage „Wer bezahlt die Weiterbildung?" äußerst prekär und soll nicht weiter vertieft werden (vgl. Siemann 2011, S. 26 ff.). Richter und Weiß differenzieren die Strategien ausgehend von ihrem Initiator. Seitens der Politik wäre es beispielsweise wünschenswert, wenn der Arbeitsmarkt weiter geöffnet würde, was durch eine abgeänderte Einwanderungspolitik geschehen kann. Generell muss die Attraktivität Deutschlands als Arbeitgeber und im gesamten als Standort gesteigert werden. Auch jeder Arbeitnehmer kann sich durch die Einstellung und Antizipation auf aktuelle und zu erwartende Trends einstellen. Die größte Bürde und Verantwortung kommt aber den Unternehmen zu. Politische Richtlinien oder Vorgaben geben lediglich die Rahmenbedingungen vor. Hauptakteur bleiben die Unternehmen, welche durch mannigfaltige Strategien dem Fachkräftemangel begegnen müssen. Langfristige Mitarbeiterbindung, umfassende Rekrutierungsmaßnahmen und die verstärkte Beschäftigung von Frauen[10] sind hier stellvertretend zu nennen (vgl. Richter/Weiß 2009, S. 70 ff.). Eine Strategie, die den bevorstehenden Mangel an Fachkräften mindern kann, stellt das Betriebliche Gesundheitsmanagement dar, welches in diesem Kapitel vorgestellt wird. Um das Betriebliche Gesundheitsmanagement in seiner Ganzheit fassen zu können, werden im nachstehenden Unterkapitel Grundlagen dafür geschaffen.

3.1 Betriebliches Gesundheitsmanagement – Grundlagen und Begriffe

Bevor sich den Grundlagen des Betrieblichen Gesundheitsmanagements gewidmet wird, ist es vorab sinnvoll den Gesundheitsbegriff zu definieren. Die wohl bedeutendste und allgemein gültige Definition wurde 1948 von der Weltgesundheitsorganisation gegeben *„Gesundheit ist der Zustand des vollständigen körperlich, geistigen und sozialen Wohlbefindens und nicht nur des Freiseins von Krankheit und Gebrechen"* (Zitiert in Lippke/Renneberg 2006, S. 8). Großen Zuspruch findet die Definition, weil sie einerseits subjektive Aspekte (individuelle Einschätzung) der Gesundheit betont und andererseits objektivierbare Daten (Arzturteil, EKG, etc.) berücksichtigt werden. Weiterhin weist die Weltgesundheitsorganisation darauf hin, dass Gesundheit nicht nur

---

[10] Hier ist die Politik gefragt, unter dem Stichwort „Vereinbarkeit von Beruf und Familie" müssen erst einmal die entsprechenden Rahmenbedingungen geschaffen werden, wie ausreichend Kindertagesstätten und Krippenplätze, um Frauen den Widereintritt in die Erwerbstätigkeit zu erleichtern (vgl. http://www.bibb.de/de/56363.htm#jump2 zuletzt abgerufen am 30.03.2012).

rein körperlich zu betrachten ist, sondern gleichsam soziale und psychische Aspekte wesentlicher Bestandteil der Gesundheit sind (vgl. Lippke/Renneberg 2006, S. 7 f.).

Häufig werden die Termini Betriebliche Gesundheitsförderung und Betriebliches Gesundheitsmanagement synonym verwendet. Allerdings sind die beiden Begrifflichkeiten deutlich voneinander zu unterscheiden. Daher folgt erst einmal die Klärung was unter der Betrieblichen Gesundheitsförderung zu verstehen ist und anschließend daran, was sich hinter dem Betrieblichen Gesundheitsmanagement verbirgt. Die Betriebliche Gesundheitsförderung geht auf ein 1986 durch die Ottawa Charta festgehaltenes neues Paradigma der Gesundheitspolitik[11] zurück. Grundannahme ist hier, dass der Mensch über Ressourcen verfügt, um selbst aktiv für den Erhalt seiner Gesundheit einzutreten. Die *"BGF stärkt die individuellen Faktoren mit dem Ziel, die Gesundheit der Mitarbeiter zu erhalten, Gesundheitspotenziale zu stärken und das Wohlbefinden am Arbeitsplatz zu verbessern"* (zitiert in Huber 2010, S. 68). Demzufolge wird nicht nur eine Veränderung des individuellen Verhaltens, sondern auch die Modifizierung von organisationalen Rahmenbedingungen, angestrebt. Des Weiteren sind diverse Handlungsfelder der betrieblichen Gesundheitsförderung zu identifizieren, welche beispielsweise durch die Vermeidung oder Verringerung arbeitsbedingter körperlicher Belastungen verwirklicht werden (vgl. Huber 2010, S. 68).

Das Betriebliche Gesundheitsmanagement ist dahingegen vielmehr ein Metakonzept, unter welchem die Betriebliche Gesundheitsförderung subsumiert werden kann. Es basiert auf zwei Ebenen. Zum einen der gesetzlichen und damit verpflichtenden Ebene, welche Vorschriften und Verordnungen zum Arbeits- und Gesundheitsschutz enthält. Zum anderen die Gesundheitsförderung, welche nicht gesetzlich verankert und somit nicht obligatorisch ist (vgl. Maikranz/Mäkinen 2008, S. 21). Mittels eines praktizierten Gesundheitsmanagements sollen nachhaltige Strukturen und Prozesse im Unternehmen geschaffen werden. Kurzum lässt sich Betriebliches Gesundheitsmanagement wie folgt definieren *"BGM bezeichnet in diesem Verständnis alle Managementtätigkeiten mit dem Ziel, eine festgelegte betriebliche Gesundheitspolitik durch die Planung, Organisation, Durchführung und Überprüfung von Maßnahmen sowie Programmen der*

---

[11] Das sogenannte salutogenetische Gesundheitsmodell oder auch biopsychosoziale Modell liegt einem neuen Paradigma zugrunde. Der Fokus liegt hierbei im Gegensatz zum früheren biomechanischen Modell auf dem Gesundheitsaufbau und nicht auf der Bekämpfung von Krankheiten (vgl. Lippke/Renneberg 2006, S. 7 f.).

Gesundheitsförderung und des Arbeitsschutzes zu realisieren" (zitiert nach Pfaff in Huber 2010, S. 69).

Nachdem nun zentrale Begrifflichkeiten geklärt wurden und ein Grundverständnis geschaffen wurde, stellt sich logischerweise die Frage „Warum überhaupt ein Betriebliches Gesundheitsmanagement benötigt wird?", was im folgenden Unterkapitel geklärt wird.

3.2 Warum Betriebliches Gesundheitsmanagement?

Die Gründe, welche für ein Betriebliches Gesundheitsmanagement sprechen sind zahlreich und einleuchtend. Aufgrund des demografischen Wandels wird die Personalstruktur von Unternehmungen sich notgedrungen mittel- und langfristig verändern. Daher kann dem Erhalt und der Förderung der Arbeits- und Leistungsfähigkeit von betrieblichen Mitarbeitern eine hohe Bedeutung zugemessen werden. Zur Sicherstellung dieses Ziels stellt das Betriebliche Gesundheitsmanagement eine elementare Strategie dar (vgl. Hardes/Holzträger 2009, S. 10). Aber der demografische Wandel und seine Folgen sind nicht allein ein schlüssiger Grund zur Praktizierung eines Betrieblichen Gesundheitsmanagements. Auch der Situation der Arbeitnehmer in der heutigen Dienstleistungsgesellschaft muss Beachtung geschenkt werden. Unabhängig davon wie zufrieden Personen mit ihrer Arbeit sind oder wie stolz sie darauf sind, was sie tun, haben viele Erwerbstätige ein Problem. Permanenter Termin- und Zeitdruck zwingen dazu schneller oder länger als gewohnt zu arbeiten. Überdies sehen sich Erwerbstätige einem ständigen Leistungsdruck gegenüber. Eine stetige Verbesserung der eigenen Leistung wird dementsprechend zur Pflicht. Weiterhin stellen Faktoren wie Unsicherheit über die Zukunft (Arbeitsplatzverlust) und das „Nicht-Abschalten-Können" aufgrund der permanenten Erreichbarkeit (Handy, E-Mail) zunehmend eine Belastung dar. Kratzer und Dunkel bezeichnen die als eine neue *„Normalität von Überlastung"* (vgl. Kratzer/Dunkel 2011, S. 18 f.). Nieder et. al. halten fest, dass ein praktiziertes Betriebliches Gesundheitsmanagement generell als lohnende Investition in das Humanvermögen anzusehen ist. Denn gesunde Mitarbeiter, die als entscheidender Produktionsfaktor anzusehen sind, tragen zur Erhöhung der Produktivität und Wirtschaftlichkeit und somit zum Unternehmenserfolg in entscheidendem Maße bei (vgl. Brandenburg/Nieder/Susen 2000, S. 9 ff.). Des

Weiteren ergeben sich aus dem Betrieblichen Gesundheitsmanagement klare Vorteile für Arbeitgeber und Unternehmer, von denen nun einige exemplarisch genannt werden. Auf Arbeitgeberseite sind die positiven Folgen eine Reduzierung der Fehlzeiten, eine Verringerung der Fluktuation als Ergebnis einer Erhöhung der Mitarbeiterbindung und das Unternehmensimage profitiert ebenfalls. Für die Arbeitnehmer lässt sich eine Steigerung des Gesundheitszustandes und des Wohlbefindens, eine Erhöhung der Arbeitszufriedenheit und individuellen Leistungsfähigkeit, sowie eine verbesserte Beziehung der Mitarbeiter untereinander feststellen (vgl. Lück 1999, S. 307). Neben den Unternehmen und den Angestellten profitieren unter anderem die Familien bzw. Angehörigen und z.b. die Krankenversicherungen (vgl. Brandenburg/Nieder/Susen 2000, S. 10 f.).

Die Gründe, die für ein Betriebliches Gesundheitsmanagement sprechen, erheben keinen Anspruch auf Vollständigkeit sollen aber zeigen, dass sehr viel dafür spricht ein solches zu betreiben und zu praktizieren. Wie dies konkret aussehen kann, wird im übernächsten Unterkapitel ausschnittsweise und vereinfacht am Beispiel des Projektes „PAREGMA" aufgezeigt. Zuvor soll jedoch noch kurz aufgezeigt werden, welche Vorüberlegungen zu machen sind, um entsprechende Interventionen zu veranlassen.

3.3 Voraussetzungen zur Praxis eines Betrieblichen Gesundheitsmanagements

Vorab lässt sich festhalten, dass es nicht das Betriebliche Gesundheitsmanagement in Form eines „Rezeptes" für jeden Betrieb gibt. Zwar sind überbetriebliche und allgemeingeltende Maßnahmen wie Rückenschulungen oder sonstiges für jedes Unternehmen anwendbar, aber je nach Branche und Arbeitstätigkeiten müssen spezielle Programme entwickelt werden, die im Rahmen des Betrieblichen Gesundheitsmanagements passend angewendet werden können. Ducki hat dazu einige Voraussetzungen[12], die beim Einsatz und der Auswahl von Interventionsinstrumenten zu berücksichtigen sind, gesammelt, über die sich ein Unternehmen bewusst werden muss:

---

[12] Neben Voraussetzungen sollten logischerweise auch Ziele, Implementierung, Aufbau, etc. geklärt sein um eine erfolgreiche Umsetzung sicherzustellen (vgl. Badura et. al. 2010, S. 147 f.).

- Größe und Branchenzugehörigkeit
- Technologischer Entwicklungsstand
- Struktur der Arbeitstätigkeiten
- Bereits vorhandene innerbetriebliche Strukturen des Arbeitsschutzes und der Gesundheitsförderung
- Vorhandene gesundheitliche Risikofaktoren und Ressourcen
- Zielgruppe der Interventionen (vgl. Ulich/Wülser 2009, S. 117)

Beispielhaft seien hier Betriebe genannt, die sich durch Schichtarbeit als Branchenspezifika auszeichnen. Häufig sind Mitarbeiter im Schichtbetrieb von Schlafstörungen betroffen und durch den Tag- und Nachtwechsel ist die Ernährung ein weiteres Problemfeld. Hier muss das Betriebliche Gesundheitsmanagement die Zielgruppe der Schichtarbeiter identifizieren und entsprechende Interventionen einleiten, wie z.B. Seminare zum Ernährungsverhalten (vgl. Schenk et. al. 2010, S. 176 ff.).

3.4 Praxisbeispiel „PAREGMA"

Der Projektname „PAREGMA" steht für einen Ansatz des PARtizipativen GEsundheitsMAnagements. Die Projektgruppe besteht aus einem Verbund von Universitäten, die kooperativ mit Unternehmen, Betriebsräten, Beschäftigten sowie Arbeits- und Gesundheitsschutzexperten zusammenarbeiten. Ziel ist es neue Ansätze für einen nachhaltigen und wirkungsvollen Arbeits- und Gesundheitsschutz, welcher basal für ein Betriebliches Gesundheitsmanagement ist, zu erforschen. Hauptaugenmerk liegt darauf wie neue Steuerungsformen auf die Gesundheit von Beschäftigten wirken und wie die heutige moderne Arbeit gesundheitsförderlich gestaltet werden kann, um den Konflikt zwischen Arbeit und Gesundheit zu begegnen (vgl. Kratzer et. al. 2011, S. 60).

Die Vorgehensweise des Projektes lässt sich in drei Phasen gliedern. In der ersten Phase wird eine Bestandsaufnahme des status quo bei den beteiligten Betrieben durchgeführt, was als Basisfallstudie bezeichnet wird. Hierbei werden Daten zu den betrieblichen Rahmenbedingungen erhoben, zur Gefährdungssituation, zu den Punkten Partizipation und Führung, zur Arbeitsorganisation, etc. Besonders der Auseinandersetzung mit allen

Belastungsfaktoren[13] (psychisch, physisch, sozial) wird erhöhte Aufmerksamkeit geschenkt. Auf Grundlage der erhobenen Daten, die elementar für den Verlauf des Projektes sind, erfolgt Phase zwei. Während der zweiten Phase werden Gestaltungsmaßnahmen und deren Durchführung mit den beteiligten Unternehmen und der Projektgruppe vereinbart. PAREGMA evaluiert die Maßnahmen und bietet Unterstützung bei der Umsetzung dieser. Bei der Forschung bzw. Evaluation wird sowohl quantitativ als auch qualitativ vorgegangen, wodurch eine Methodenkombination entsteht. Dabei ist es möglich gezielt Teilgruppen des Unternehmens wie z.B. Führungskräfte zu befragen. In Phase zwei findet zudem die Präventionsspirale[14] Anwendung, welche als Metakonzept zu verstehen ist. Sie beinhaltet drei übergeordnete Gestaltungsansätze, die sich in fünf Schritten manifestieren. In erster Linie sollen die Beschäftigten am kompletten Prozess teilhaben. Dies geschieht über die Einrichtung von Lenkungsgruppen für gesundheitsförderliche Maßnahmen und es muss Ziel sein jeden Mitarbeiter ein Bewusstsein für seine eigene Gesundheit und darüber hinaus für den Arbeits- und Gesundheitsschutz zu entwickeln. Der zweite Gestaltungsansatz ist die Thematisierung und Sensibilisierung. Tabuthemen wie psychische Belastungen müssen thematisiert werden, damit eine Plattform über einen Austausch derer geschaffen werden kann und dies bedingt, dass solche Themen angesprochen und kommuniziert werden. Der dritte Ansatz, die institutionelle Verstetigung ist besonders für den fortdauernden Erfolg und die zukünftige Ausübung eines Betrieblichen Gesundheitsmanagement entscheidend. Denn nur über eine institutionelle Verstetigung (Weisungen, schriftliche Vereinbarungen etc.) wird sichergestellt, dass auch in Zukunft Maßnahmen ergriffen werden. Dieser Aspekt ist unter dem Gesichtspunkt der dynamischen Arbeitswelt mit permanenten Veränderungen und damit einhergehend neuen Belastungen überaus wichtig. Dementsprechend muss Gesundheitsmanagement als kontinuierlicher (Verbesserungs-) Prozess verstanden werden (vgl. Kratzer et. al. 2011, S. 66 ff.).

---

[13] *„Unter Belastung versteht man allgemein alle Arbeitsbedingungen, die von außen auf den Menschen einwirken. Im Berufsalltag gehören dazu Umgebungseinflüsse wie Lärm, Klima oder chemische Stoffe. Aber auch verhaltensbezogene Faktoren wie Leistungsdruck oder Mobbing wirken auf die Mitarbeiter von außen ein. Dabei treten Belastungen meist nicht einzeln auf, sondern als Gruppe von mehreren Faktoren, die sich gegenseitig verstärken können"* (Zitiert in Schenk et. al. 2010, S. 180).

[14] Die Präventionsspirale ist ein Prozess, der auf der Partizipation der Mitarbeiter basiert. Angefangen bei der Weiterentwicklung der Partizipationskompetenz über die Gefahrenidentifizierung und der partizipativen Entwicklung von und Praktizierung der Maßnahmen hin zur Prüfung der eingeleiteten Maßnahmen (vgl. Kratzer et. al. 2011, S. 66 ff.).

Das Projekt PAREGMA zeigt auf, was elementar für ein funktionierendes bzw. erfolgreiches Gesundheitsmanagement ist. Die wichtigsten Faktoren sind hierbei Kommunikation, Information, Evaluation und Partizipation. Nur wenn Maßnahmen des Betrieblichen Gesundheitsmanagements im Unternehmen kommuniziert, Mitarbeiter informiert werden und am Prozess teil haben, kann das Gesundheitsmanagement dauerhaft Erfolg haben.

4 Fazit

Zum Thema des Fachkräftemangels lässt sich resümieren, dass dieser momentan nicht vorherrscht. Vereinzelt kann es in gewissen Branchen (Pflege) dazu gekommen, dass von einem Mangel gesprochen werden kann, der aber kaum als permanent zu bezeichnen ist. Vielmehr besteht ein Bedarf an Fachkräften. Wie bereits in Kapitel 2 erwähnt, lässt die Thematik einen breiten Interpretationsspielraum offen, welcher von den verschiedenen Akteuren zum Vorteil genutzt wird. Im Zuge der Recherche ist eindeutig geworden, dass manche die Thematik herunterspielen und andere dramatisieren. Dabei werden unterschiedliche Ziele verfolgt, wie z.B. das konstante Niedrighalten von Löhnen. Konsens herrscht jedoch darüber, dass bedingt durch die demografische Entwicklung ein Fachkräftemangel eintreten wird. Je nach Modellrechnung, die auf unterschiedlichen Statistiken und Interpretationen derer basieren, prognostizieren Analytiker bis 2025 einen ernst zu nehmenden und tatsächlichen Fachkräftemangel. Hierzu ist allerdings zu sagen, dass Prognosen lediglich vorausahnenden Charakter haben und keine Gewähr bieten. Nichtsdestotrotz wird der Fachkräftemangel früher oder später, bei gleichbleibenden Bedingungen (schwere Vereinbarkeit von Familie und Beruf, zähe Anerkennung ausländischer Fachkräfte, etc.) eintreffen. Dennoch können Unternehmen durch geeignete Strategien und Interventionen dem Fachkräftemangel entgegentreten und ihn zumindest verzögern.[15] Vor dem Hintergrund der Entwicklung der Altersstruktur kommt dem Betrieblichen Gesundheitsmanagement ein völlig neuer Stellenwert zu. Nicht nur junge Arbeitnehmer profitieren davon, auch Ältere, deren Einsatz vermehrt benötigt wird,

---

[15] Vgl. http://www.bibb.de/de/56363.htm#jump17 zuletzt abgerufen am 29.03.2011.

können unter besseren Rahmenbedingungen (wieder) arbeiten. Insgesamt wird auch die Lebensarbeitszeit von Mitarbeitern, die ein nachhaltiges Betriebliches Gesundheitsmanagement genießen, deutlich verlängert. Aber nicht nur demografische Trends machen das Gesundheitsmanagement notwendig. Arbeit und Gesundheit stehen im Konflikt, denn Erwerbstätige müssen sich in einer dynamischen Arbeitswelt stets neu anpassen und stehen unter Leistungsdruck. Nicht nur körperliche, sondern viel mehr psychische Belastungen sind heutzutage ernst zu nehmende Themen. Mit einem Betrieblichen Gesundheitsmanagement kann dazu beigetragen werden, die Bedingungen unter denen Menschen arbeiten zu verbessern, denn nicht die Arbeit an sich, sondern die Bedingungen unter denen gearbeitet wird, machen krank (vgl. Kratzer et. al. 2011, S. 13 ff.). Demzufolge kann ein Betriebliches Gesundheitsmanagement unter anderem die Arbeitsbedingungen verbessern, wodurch eine höhere durchschnittliche Lebensarbeitszeit erreicht und somit dem Fachkräftemangel entgegengetreten wird. Von entscheidender Bedeutung für eine erfolgreiche Praxis des Betrieblichen Gesundheitsmanagements und damit einer effektiven Strategie gegen den bevorstehenden Fachkräftemangel gehören zahlreiche Aspekte, von denen nun abschließend einige zusammengefasst werden:

- ➢ Partizipation aller Mitarbeiter (durch Einrichtung eines Lenkungsausschusses, Idee der Präventionsspirale, etc.)
- ➢ Institutionelle Verstetigung (schriftliche Vereinbarungen)
- ➢ Kommunikation und Information auf allen Ebenen (internes Marketing)[16]

---

[16] In Anlehnung an Badura et. al. 2010, S. 147 ff.; Schenk et. al. 2010, S. 176 ff.

Literaturverzeichnis

Monographien

Badura, B./Walter, U./Hehlmann, T. (2010): Betriebliche Gesundheitspolitik: Der Weg zur gesunden Organisation. Berlin.

Buckesfeld, Y. (2010): Employer Branding: Strategie für die Steigerung der Arbeitgeberattraktivität in KMU. Hamburg.

Hardes, H.D./Holzträger, D. (2009): Betriebliches Gesundheitsmanagement in der Praxis: Strategien zur Förderung der Arbeitsfähigkeit von älter werdenden Beschäftigten. München und Mering.

Maikranz, F./Mäkinen, M. (2008): Betriebliches Gesundheitsmanagement und Generation 50+: Wandlung, Anpassung, neue Chancen?! Norderstedt.

Müller, P. (2011): Einsatz älterer Menschen zur Reduktion des Fachkräftemangels: Eine Analyse in mittelständischen Unternehmen. Wiesbaden.

Schmitz, M. (2006): Familienfreundlichkeit als Unternehmensstrategie: Potenzialträger binden und motivieren. Düsseldorf.

Thiele, S. (2009): Work-Life-Balance zur Mitarbeiterbindung: Eine Strategie gegen den Fachkräftemangel. Hamburg.

Ulich, E./Wülser, M. (2009): Gesundheitsmanagement im Unternehmen: Arbeitspsychologische Perspektiven. Wiesbaden.

Sammelbänder

Brandenburg, U./Nieder, P./Susen, B. (2000): Leistung fordern – Gesundheit fördern, in: Brandenburg, U./Nieder, P./Susen, B. (Hrsg.): Gesundheitsmanagement im Unternehmen: Grundlagen, Konzepte und Evaluation, Weinheim und München, S. 9 – 22.

Huber, S. (2010): Betriebliches Gesundheitsmanagement und Personalmanagement, in: Esslinger, A./Emmert, M./Schöffski, O. (Hrsg.): Betriebliches Gesundheitsmanagement: Mit gesunden Mitarbeitern zu unternehmerischen Erfolg, Wiesbaden, S. 67 – 85.

Kratzer, N./Dunkel, W. (2011): Arbeit und Gesundheit im Konflikt, in: Kratzer, N./Dunkel, W./Becker, K./Hinrichs, S. (Hrsg.): Arbeit und Gesundheit im Konflikt: Analysen und Ansätze für ein partizipatives Gesundheitsmanagement, Berlin, S. 13 – 34.

Lippke, S./Renneberg, B. (2006): Konzepte von Gesundheit und Krankheit, in: Renneberg, B./Hammelstein, P. (Hrsg.): Gesundheitspsychologie, Wiesbaden, S. 7 – 12.

Lück, P. (1999): Betriebliche Gesundheitsförderung bei multiplen Belastungen der Mitarbeiter eines Transportdienstleisters, in: Badura, B./Litsch, M./Vetter, C. (Hrsg.): Fehlzeiten – Report 1999: Psychische Belastungen am Arbeitsplatz, Berlin, S. 300 – 311.

Richter, A./Weiß, C. (2009): Fachkräftemangel – (k)ein Problem?, in: Schmidt, K./Gleich, R./Richter, A. (Hrsg.): Gestaltungsfeld Arbeit und Innovation: Perspektiven und Best Practices aus dem Bereich Personal und Organisation, München, S. 61 – 80.

Schenk, A./Stromberg, J./Dauer, A. (2010): Konzept und Umsetzungsoptionen eines BGM in der Halbleiterindustrie, in: Esslinger, A./Emmert, M./Schöffski, O. (Hrsg.): Betriebliches Gesundheitsmanagement: Mit gesunden Mitarbeitern zu unternehmerischen Erfolg, Wiesbaden, S. 176 – 194.

Zeitschriftenartikel

DIW Berlin (2012): Kein Mangel an Ingenieuren in Deutschland erkennbar, Pressemitteilung vom 14.03.2012.

Möller, J. (2011): Mythen der Arbeit: Der Fachkräftemangel kostet jährlich 30 Milliarden Euro – stimmt's?, in: KarriereSpiegel, Ausgabe vom 15.11.2011.

Bosbach, G./Korff, J. (2011): Fachkräftemangel: Wer hat Angst vor der Killerstatistik, in: KarriereSpiegel.

Brenke, K. (2012): Ingenieure in Deutschland: Keine Knappheit abzusehen, in: DIW Wochenbericht Nr. 11, S. 3 – 8.

Personalführung (2011): Personalmanager widersprechen DIW-Studie: Gefühlter und tatsächlicher Fachkräftemangel, Heft 3, S. 3 – 6.

Siemann, C. (2011): Offensiv gegen den Facharbeitermangel, in: Personalwirtschaft, Sonderheft Nr. 10, S. 26 – 30.

Internetquellen:

Bundesinstitut für Berufsbildung

URL: http://www.bibb.de/de/56363.htm#jump2

Zuletzt abgerufen am 29.03.2012

Bundesinstitut für Berufsbildung

URL: http://www.nabibb.de/uploads/tx_ttproducts/datasheet/projektinfoblatt_2009_shortage_of_skilled_workers.pdf

Zuletzt abgerufen am 29.03.2012

Bundesinstitut für Berufsbildung

URL: http://www.bibb.de/de/56492.htm

Zuletzt abgerufen am 29.03.2012